LES DÉSÉQUILIBRÉS

PAR

le Docteur GRELLETY

Médecin consultant à Vichy,
Ancien Secrétaire des Sociétés de Thérapeutique et d'Hydrologie,
Lauréat de l'Académie (médaille d'argent des eaux minérales),
Membre du Concours médical, de la Société française d'hygiène,
Correspondant des Sociétés médicales d'Angers, Bordeaux,
Caen, Le Mans, Lille, Lyon, Marseille, Nice, Orléans,
La Rochelle, Reims, Toulouse,
Auxerre, Tours et Varsovie.

MACON

PROTAT FRÈRES, IMPRIMEURS

1907

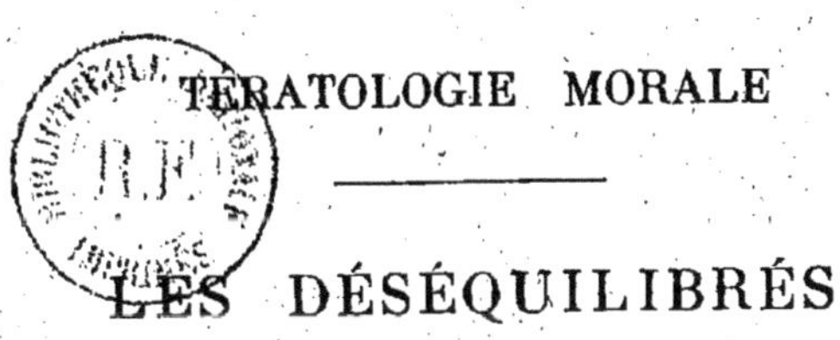

TÉRATOLOGIE MORALE

———

LES DÉSÉQUILIBRÉS

MACON, PROTAT FRÈRES, IMPRIMEURS.

LES DÉSÉQUILIBRÉS

PAR

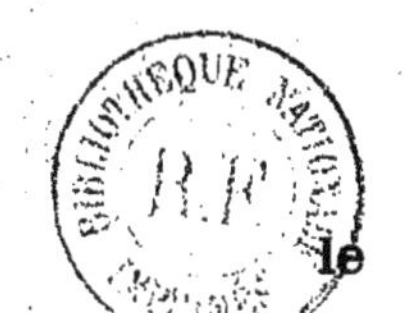

le Docteur GRELLETY

Médecin consultant à Vichy,
Ancien Secrétaire des Sociétés de Thérapeutique et d'Hydrologie,
Lauréat de l'Académie (médaille d'argent des eaux minérales),
Membre du Concours médical, de la Société française d'hygiène,
Correspondant des Sociétés médicales d'Angers, Bordeaux,
Caen, Le Mans, Lille, Lyon, Marseille, Nice, Orléans,
La Rochelle, Reims, Toulouse,
Auxerre, Tours et Varsovie.

MACON

PROTAT FRÈRES, IMPRIMEURS

1907

LES DÉSÉQUILIBRÉS

> La bêtise humaine est la seule chose
> qui puisse donner la mesure de l'infini.
> (Renan).

En voyons-nous défiler des détraqués des deux sexes, des originaux, des excentriques, en dehors de la convention des mœurs et des lois, qui ne font rien comme tout le monde, gravitent dans un cercle d'idées fixes, anormales; — des esprits débiles, demi-lucides, burlesques, à qui il manque quelque chose, qui ne sont pas à leur place et détonnent dans leur milieu.

Si quelques-uns sont inoffensifs, beaucoup peuvent être considérés comme des dilapidateurs des biens intellectuels qui leur furent transmis par les ancêtres, comme des instruments de désorganisation, des machines de destruction. Au lieu d'incarner ce qu'on appelait jadis les vertus gauloises, au lieu d'être des facteurs de progrès social, ils portent en eux la dévastation morale, les maladies les plus graves de l'entendement, les germes de décadence des fins de race.

On en parle avec une sorte de dédain indulgent et les

expressions les plus variées servent à apprécier leur degré
de nocivité : C'est un toqué, un maboul, un faible d'esprit,
un braque, dit-on couramment, il a son petit grain, il n'est
pas très fort, manque de caractère ; c'est un être indéchiffrable,
illogique, sans surface, sur lequel on ne peut pas compter,
etc. De là un sentimentalisme dangereux et une mansué-
tude trop bienveillante, au nom du fatalisme de la passion
et de l'irresponsabilité de la névrose, non seulement de la
part du public, mais encore de certains magistrats, alors que
la préservation des masses exigerait parfois des mesures
rigoureuses, des soins préventifs, de façon à empêcher les
loufoques de nuire ou de récidiver. Nous y reviendrons un
peu plus loin.

Nous ne saurions nous mettre trop en garde contre les
personnalités déliquescentes, contre les simples débiles,
contre l'insuffisance mentale, l'usure ou le défaut de résistance nerveuse, contre les oscillations et les éclipses de la
volonté ou de la mémoire.

Pour ne se placer qu'au point de vue matrimonial,
c'est effrayant de songer à quoi on s'expose, en entrant à la
légère dans certaines familles, dont la descendance est
menacée. Il a beau y avoir alliance, il ne saurait y avoir
fusion entre gens valides et cérébraux prédisposés ; le
mariage ne peut être heureux et paisible avec un esprit
insociable, qui trouble votre existence, fait de l'association
conjugale un combat de tous les jours, rend impossible la
paix et les épanchements du ménage.

C'est pour l'avoir oublié que plus d'un conjoint désa-
busé réalise le dicton peu rassurant : aujourd'hui marié,
demain marri !

Malgré des dehors brillants, qui peuvent parfois en imposer, que le ciel vous préserve des caractères versatiles,
inconséquents, avec lesquels il faut toujours s'attendre à de

l'inattendu, qui pensent et disent le lendemain le contraire de ce qu'ils ont soutenu la veille, dont rien ne saurait fixer le vide navrant, la fébrilité trépidante et le néant agité : « Ah ! ces cerveaux en lanterne de phare, qui projettent de la clarté, mais qui tournent et ne regardent jamais deux instants de suite le même point de l'horizon !... Comme ils sont nombreux, par le monde ! — Ebloui par l'éclat de leur rayonnement, on n'en voit pas l'instabilité. Mais malheur aux pauvres oiseaux nocturnes, attirés par le feu tournant de la lanterne et qui viennent s'écraser contre les mobiles et dures facettes de cristal ! » (Michel Corday, *Les demi-fous*, p. 215).

On peut appliquer à plus d'un songe-creux, assembleur de nuages, encore mieux qu'à Voltaire, ce que M. Gustave Lanson a dit du patriarche de Ferney : «... Tout amour-propre et tout nerfs, ne faisant à personne par ses folies autant de tort qu'à lui-même. »

Les gazettes relatent avec complaisance les fumisteries de certains personnages (André Gill, Gil Pérés, Sapeck, Paul Masson ou Lemice-Terrieux, Rodolphe Salis, Alphonse Alais, etc.) ou de leurs continuateurs, moins drôles assurément, dont la malveillance gouailleuse n'épargne même pas les supériorités, qui ne savent pas se maîtriser, tyrannisés en quelque sorte par une puissance parasite qui annule leur libre arbitre. — Comme l'a si bien dit Antoine Nau (*Force ennemie*), ils sont habités comme un fruit véreux par un envahisseur qui commande en maître.

Il y a des moments où le sage lui-même ne se sent plus seul en soi, où il a conscience d'une lutte intérieure, d'un dédoublement de son être, où l'esprit du mal paraît prédominer pour lui dicter de fâcheuses déterminations.

Sans vouloir être désobligeant pour mes semblables qu'il

me soit au moins permis de sourire de l'extravagance de certaines modes, des mots d'ordre de la plupart des coteries, des enfantillages et même des vulgarités dissimulées sous l'opulence et les conventions mondaines : Que de gens corrects, qui visent à ce qu'on appelle le chic, peuvent être comparés à des « automates qui traversent la vie, avec le seul souci de ne négliger aucun des gestes accomplis par d'autres marionnettes. »

Qui pourra dire ce qu'il y a de parti-pris, de biscornu, de tape-à-l'œil, dans la plupart des œuvres modern-style, dans le snobisme qui fait se pâmer tant d'imbéciles devant les incohérences de l'art indépendant, à l'audition de la cacophonie musicale des arrivés du dernier bateau, — qui faussent le goût et les oreilles.

On est allé jusqu'à prétendre que les mouvements du corps humain correspondent à des phrases mélodiques, que, rien qu'en fermant et en ouvrant les paupières, nous mettons en marche un archet invisible, dont les sons ne sauraient être perceptibles que pour des oreilles particulièrement exercées. — Je préfère le croire que de perdre du temps à m'en assurer, pas plus que je ne saurais m'attendrir sur l'éternelle insomnie des statues, qui ne peuvent fermer les yeux, et sur le sort desquelles on a cherché à nous apitoyer.

On ne cesse de se plaindre, à juste titre, des affolés à mentalité inférieure, qui ont le vertige de l'abîme et recherchent avec tant d'imprudence le record de la vitesse. Ils s'exposent, ou, chose plus sérieuse, exposent les autres aux plus graves dangers, pour dépasser l'auto d'un concurrent, pour se procurer les suprêmes émotions d'un sport au dilettantisme sadique, qui perd de la sorte ce qu'il pourrait avoir de bienfaisant.

Il y a des nerveux, pour peu surtout qu'ils vivent dans

un milieu agité, surchauffé, qui ne connaissent ni ménagements, ni prudence, se dépêchent dans tous leurs actes, sans pouvoir mesurer leur effort. Il leur est impossible de rien faire posément, leur besogne est toujours bâclée. Ces Achilles en ébullition, qui ne sauraient se transformer en Mentors, ne savent pas savourer et conjuguent jusqu'au verbe aimer avec une fâcheuse précipitation.

Pour prendre leurs repas, ils ont des coups de dents saccadés, insuffisants ; ils mangent trop ou trop vite, en goinfres voraces, fatalement prédisposés aux troubles gastriques les plus variés :

> Le fleuve ne féconde plus, il engloutit,
> Le flambeau n'éclaire plus, il consume.

Les mânes du philosophe Ruskin doivent en frémir d'indignation, car il prétendait, avec la mélancolie d'un prophète méconnu, que l'homme n'est pas fait pour aller vite, qu'il doit marcher, regarder, admirer, que l'évolution humaine doit s'accomplir avec lenteur, si elle ne veut point enfanter le désordre, l'agitation et une sorte de malaise plein d'angoisse.

Ah ! comme ils sont loin du désir formulé par Lucrèce, de pouvoir contempler toutes choses avec un esprit pacifié, *pacata posse omnia mente tueri.*

Ce n'est évidemment pas le cas des jaloux, qui, sans aucun motif, en pleine sécurité, se forgent des catastrophes chimériques et s'empoisonnent de soupçons ; ceux-ci ne tardent pas à prendre le relief et la certitude de la réalité, ils aboutissent à la violence, à l'injustice, à la désunion des ménages les mieux faits pour s'entendre. Le miroir de la conscience est vraiment obscurci et terni par les brumes passionnelles : La jalousie, passion fielleuse par excellence, contribue certainement à les rendre jaunes, à leur montrer tout en noir et finit par leur faire voir rouge, jusqu'au crime inclusivement.

Que de lampes vacillantes qui charbonnent, que de lampions qui éclairent à peine, que d'*âmes mortes*, pour employer le titre du chef-d'œuvre russe de Gogol !

Ne faut-il pas que le bon sens soit faussé chez les fils de famille, les lords anglais ou les américains milliardaires, qui épousent des actrices, des chanteuses... légères, des filles publiques qui ont traîné partout ? S'ils avaient tout leur sang-froid, ils ne donneraient pas leur nom, le plus souvent respectable, et ne s'embarrasseraient pas de la famille et des relations de la donzelle.

On n'en est plus à compter les mésalliances dans les maisons princières, et, sous prétexte d'amour, la délicieuse et insane excuse, les plus hauts personnages, les plus titrés, ont des entraînements irréfléchis, où leur lucidité est certainement en défaut.

Et les morphinomanes, qui sont presque toujours des gens intelligents et d'une certaine éducation, il y aurait un curieux chapitre à écrire sur leur état mental, sur la lutte qui doit exister entre leur raison et leur passion et sur l'inutilité des objurgations de la première, leur signalant le précipice qui est tout près.

Le culte de certaines vieilles filles pour leur toutou, pour leur chat ou toute autre bête, qui fait l'objet de soins minutieux, qu'elles n'accorderaient pas à un enfant, à un vieillard, à un malade, ne saurait passer inaperçu.

On a justement condamné cette sensiblerie particulière que certaines sociétés ont contribué à développer, au détriment de la fraternité proprement dite et de l'altruisme.

Je renvoie aux ouvrages spéciaux pour tout ce qui concerne les accès fugitifs de passion, les bizarreries de caractère, les tendances simulatrices, la *kleptomanie*, le manque de lucidité, la suggestibilité, la crédulité, l'émotivité, les obsessions, la mélancolie sans délire, la manie raisonnante de certaines personnes.

Où est l'*homo sapiens*, l'homme normal, dans ces cas non catalogués, en dehors du cadre nosologique, qui confinent à l'obscure forêt de la démence ?

. . . .

. . . .

La série noire commence sur les bancs peu moelleux de l'école : il y a toujours là, comme dans toute agglomération, quelque *minùs habens*, quelque grotesque au rictus désordonné, que l'on traite couramment de crétin, d'idiot, qui est le souffre-douleur de la classe, de la division, qui attrape punitions et mauvais coups, pour lequel les professeurs eux-mêmes, avec ou sans soutane, manquent généralement de bienveillance. Il atteint et dépasse l'âge de raison, sans en fournir la preuve, sans que le rayonnement intellectuel vienne atténuer sa disgrâce physique.

C'est souvent un être faible, mal attaché à la vie, un déchet humain ni droit, ni adroit, accablé par le sentiment de son indignité, incapable de résistance, résigné d'avance à la malveillance de ses semblables, comme aux menus spartiates de l'établissement.

C'est un pauvre gamin, sauvage, farouche, à l'âme fiévreuse, défiante, à l'expression rêveuse, bête à chagrins, qu'un rien froisse, qui se replie en quelque sorte sur lui-même à la moindre alerte. Sa première enfance ne fut pas heureuse, pas dorlotée ; dans ses prunelles noyées on lit une inguérissable mélancolie ; on dirait qu'il y a trop d'âme, comme « un éveil trop précoce de la vie intérieure. » On pourrait mettre sur ses notes comme sur le carnet scolaire du prince de Hohenlohe : « sans joie et sans amis. »

C'est un adénoïdien, un candidat à la tuberculose, un

fils d'alcoolique, un retardataire, un dégénéré ; c'est aussi parfois un élève qui brille par intermittences, qui, après s'être montré cancre et paresseux, absent en quelque sorte de son ambiance, se révèle tout à coup, fait preuve au moins momentanément de zèle, d'attention, étonne par ses compositions, ses saillies, son humeur, lorsqu'il cesse de s'évaporer en rêveries.

Celui-là, s'il est bien dirigé, si on l'encourage, s'il tombe sur un maître capable de dégager le diamant de sa gangue, s'il a surtout son lendemain assuré, pourra donner sa mesure, devenir quelqu'un, faire œuvre de créateur et d'initiateur, sans trop d'extravagances, sans s'attirer les critiques de ses voisins plus pondérés.

Petit garçon deviendra grand, pourvu que Dieu lui prête vie.

L'âge ne fait bien entendu qu'accentuer les divergences, les travers, les ridicules, le malentendu des êtres, les tendances qui nous éloignent ou nous rapprochent les uns des autres. Dans l'évolution mentale des éphèbes, il en est peu qui réagissent et se reprennent ; ceux qui ont reçu des horions continuent à s'isoler, à se laisser dominer, mènent une existence de vieille fille plutôt que de vieux garçon, lorsqu'ils ne sont pas accaparés par un collage peu avouable, où leur personnalité achève de sombrer.

Dès le quartier latin, les fortes têtes moins préoccupées de cours que de courses, les émancipés vantards et creux qui n'admettent aucun joug, aucune contrainte, tiennent à faire bande à part, loin des banales austérités, à se distinguer de leurs compagnons, non par leur labeur, par une féconde émulation pour la conquête du bien et la recherche de la vérité, en élevant leurs rêves très haut, mais par des allures étranges, leur accoutrement excentrique, une hâblerie aux prétentions pédantes, un langage où l'argot et la préciosité dominent, des écarts précoces, des amourettes tapageuses et des excès de toute nature. Le désordre est dans leur vie comme dans leur cerveau ! —

On prétend qu'il faut bien que jeunesse se passe, qu'un rien suffit pour la toucher au cœur ou plus bas et qu'après avoir palpé les passantes des yeux, les carabins veulent que les mains aient aussi leur bonne fortune ; mais cette fièvre juvénile devient fâcheuse lorsqu'elle se prolonge outre mesure, au détriment de soucis plus graves et plus nécessaires.

C'est dans l'abus des plaisirs grossiers, avec les maladies qui en dérivent, que sombrent tant d'esprits qui auraient pu être lumineux, tracer leur sillon et marquer leur passage par une œuvre, ou tout au moins par un travail rémunérateur.

Que n'a-t-on pas écrit sur l'homme, qui n'obéit qu'à ses passions, qui retourne à la bête, et, au lieu de dompter la révolte charnelle de ses sens déchaînés, se laisse dominer par eux, par les forces irrésistibles décrites par Lombroso, qu'aucun frein, qu'aucun châtiment ne peuvent plus juguler à un moment donné. —

Quels tristes exemples nous donnent les érotomanes, dont la curiosité désœuvrée, en quête d'émotions, se complaît dans les idées lascives, les lectures les plus obscènes, est à l'affût de sensations exceptionnelles, de tout ce que la débauche et le libertinage ont pu inventer de pervers.

Je ne parlerai pas à dessein des hystériques, des intervertis, des nymphomanes, en proie à des ardeurs anormales, à des désirs furieux, secoués de besoins charnels sans cesse renaissants. Il faut jeter un voile sur le délire orgiaque de leur imagination et la turpitude de leurs pensées, dont un cabanon est l'aboutissant habituel. Ils donnent raison aux anthropologistes qui prétendent que

l'homme n'est qu'un parvenu du règne animal, un rameau
issu d'une souche zoologique et très lentement perfec-
tionné, par évolution graduelle.

Il y a quelque chose de trouble, d'équivoque, dans leurs
agissements, qui fait songer involontairement aux qua-
drumanes ancestraux.

C'est en vain que des guides bien intentionnés ont
signalé le danger et que le préfet de police multiplie les
circulaires contre la pornographie, contre les publications
ou les cartes postales obscènes ; les délits d'outrage aux
bonnes mœurs ne diminuent pas, Priape et les proxénètes
sont toujours en vogue.

Quel est le système nerveux qui pourrait y résister ?
Une cervelle moyennement robuste ne peut qu'éclater.
Comme les maniaques d'irréligion, ces adorateurs de la
Vénus réaliste, une Vénus dévoyée et de bas étage, qui n'a
rien à voir avec l'art antique, avec le culte fascinateur de
la beauté, sont bien entendu aux antipodes des mystiques,
des illuminés, qui se préoccupent sans cesse des problèmes
de l'au-delà, de l'évolution éphémère des êtres à étapes
limitées, de l'infini aux sommets inaccessibles, dont la
méditation ne cesse de se pencher avec un frémissement
inquiet sur le bord des abîmes d'inconnu qui nous
entourent.

Loin de chercher à s'évader de leur prison de deuil et de
tristesse, ils se complaisent à envisager le présent et l'avenir à travers un prisme embué de mélancolie et de
terreur.

Le livre un peu nébuleux de Nonce Casanova, *L'image
des Ténèbres*, aux pages tourmentées, nous donne une
idée de la hantise lugubre de ceux que tenaille le doute
éternel, qu'obsède le grand pourquoi de l'existence humaine,
le mystère du créé et de l'inconnaissable.

Victimes d'une attirance douloureuse, d'une sorte d'envoûtement, trop absorbés par les fantômes de leur imagination, ils finissent par ressembler à l'astronome de la fable, qui vint choir dans un puits, pour s'être davantage préoccupé de ce qui était au-dessus de son chef, que de ce qui se passait à ses pieds.

C'est la leçon des distraits de toutes les époques, de celui de La Bruyère comme de celui de la chanson, qui pique des têtes dans le bassin des Tuileries, douche réfrigérante qui aurait bien dû le rendre plus attentif.

Ils ne sont pas de leur temps, si pratique, si préoccupé de réalités tangibles, pas plus que cette vierge d'Avila, qui, dans la vieille Castille du règne si sensuel et si tragique de Philippe II, ne songeait qu'à s'imposer et à imposer à ses nonnes terrifiées les plus dures mortifications. C'est en se servant de vocables rares et de somptueuses images, que, sans vouloir la rapetisser, Catulle Mendès a tenté de nous dévoiler l'étrange énigme de cette âme contradictoire, de cette névrosée vibrante d'humanité, éperdue d'amour, à la fois visionnaire et frénétique d'action, organisatrice à l'énergique vouloir, qui, malgré ses élans de bonté et de tendresse, en plein ciel d'extase, se montra pourtant impitoyable, en fondant avec une sorte de cruauté sans merci les règles du Carmel.

Comment ne pas la trouver trop parfaite et trop rigide, lorsqu'on aime la modération et ses semblables? Un philosophe, à la façon de l'auteur des *Essais*, « qui est croyant jusqu'où il faut l'être et souriant au delà », sans être partisan d'aucune persécution, d'aucun ostracisme, peut se demander s'il n'y aura pas un résultat heureux dans la fermeture de ces asiles de la vie contemplative, de l'intoxication religieuse, où tant d'infortunées jeunes filles allaient se consumer avec une pieuse exaltation, à la suite d'une déception, d'un deuil, d'un revers de fortune, ou simplement d'un chagrin d'amour, en prenant pour un appel d'en haut ce qui n'était que le besoin momentané d'un refuge matériel et moral.

Ces séquestrations sous le manteau de la piété, loin des contingences humaines, loin des réalités et des devoirs de la vie, détonnent dans notre époque d'associations et de solidarité. — Nous sommes loin, bien loin, de l'époque des Vestales, des Scœvola et des Lucrèce, loin de l'an mille, où, sous l'influence de craintes chimériques, on ne songea plus tout à coup qu'à faire son salut et à bien se préparer à la mort de notre planète.

Il y a quelque chose d'excessif, d'anormal, dans ces vocations déterminées par des causes accidentelles, dans cette dévotion étroite, exclusive, dans ces renoncements contre nature et par cela même en opposition avec la loi divine, car l'auteur des boules sidérales qu'on fait intervenir en cette affaire nous a créés pour aimer, pour fonder une famille et faire souche d'honnêtes gens.

L'ascétisme outré de ces âmes closes et glacées, qui aspirent à n'avoir plus rien d'humain, de vivant, ce mépris des joies les plus légitimes, ces suicides lents en un mot ne me disent rien qui vaille et ne sauraient en imposer à notre génération, fièvreusement active, pas plus que les suicides tragiques, étranges, de certains désespérés, des amoureux contrariés qui se jettent à l'eau, comme s'ils n'avaient pas mieux à faire ! Frères, il faut vivre et non mourir, serais-je tenté de m'écrier : allons, embrassez-vous encore, on ne regarde pas.

La triste fin de ces couples qui s'unissent dans la mort, au lieu de perpétuer la vie, sans oser d'abord regarder l'avenir en face et se reprendre, me rappelle les terreurs d'un de mes clients, qui, non seulement est atteint d'ago raphobie, mais redoute de passer devant une glace, comme si l'enfer était derrière, surtout à l'entrée de la nuit, à l'heure louche des ombres et des chauve-souris. C'est pour lui l'équivalent d'une porte effrayante, ouverte sur l'inconnu ; il a une méfiance invincible pour ce tain malicieux des miroirs, qui a été témoin de tant de choses, joies ou tristesses, deuils ou voluptés, qui le rend grotesque, ternit l'éclat des yeux, déforme le visage, le transforme en chevalier de la triste figure, où l'aspect des téguments devient parfois maladif, verdâtre, fait songer aux moribonds, aux trépassés, où les objets paraissent animés et se meuvent si étrangement. Il croit y entrevoir des fantômes, des êtres qui s'agitent confusément. C'est comme une menace, un danger de tous les jours. — C'est la névrose d'angoisse, la peur morbide, qui se transforme en idée fixe, en préoccupation exclusive, chez les sujets prédisposés.

Semblable appréhension est à peine compréhensible pour les anciennes belles, comme la comtesse de Castiglione, à qui les glaces dénoncent avec trop de cruelle réalité les ruines de l'âge. — La vérité toute nue étant douloureuse, on les excuse de fermer les yeux, de ne pas vouloir comparer, puisqu'elles ne peuvent pas réparer l'irréparable. —

Michelet a écrit que Kléber avait une figure si militaire, qu'on devenait brave en le regardant. Or, c'est le contraire qui se produit parfois chez certains individus, qui n'osent pas regarder en face l'effigie d'un ancêtre qui semble les dévisager, ou n'importe quel portrait à l'allure guerrière, aux traits énergiques, de peur qu'il ne descende de son cadre pour demander raison de cette irrévérence. On ne les rencontre pas évidemment dans les galeries de Versailles.

D'autres trembleurs, exagérant la crainte du microbe, des ptomaïnes, se privent de manger de la viande, sous prétexte de ne pas introduire dans leur alimentation des restes cadavériques de ce qui a vécu. Leur estomac, viscère infortuné, a beau leur faire à sa manière les reproches les plus énergiques, nos jeûneurs continuent à se soumettre à un régime de carême, à le lester de façon médiocre et à s'amoindrir par contre coup . . . .

. . . .

Malgré les apparences les plus favorables, on ne peut croire aveuglément à la façade du voisin, sans courir le risque d'être dupe : Ils sont innombrables les cerveaux qui ont une lézarde, un ver rongeur. Que d'artistes, que d'écrivains de premier ordre avaient des lacunes, des absences, des tares constitutionnelles, des attaques épileptiformes, étaient des candidats à la paralysie générale, à l'artério-sclérose des centres nerveux, etc.

Il me suffira de citer Flaubert, Guy de Maupassant, Rollinat, Arthur Rimbaud, l'enfant prodige qui semblait destiné à la plus glorieuse renommée et qui brisa sa lyre pour mener l'existence la plus cahotée, la plus incohérente et parfois la plus attristante, qu'on puisse imaginer.

Je n'apprendrai rien à personne en déclarant que l'illustre poète des *Nuits*, Alfred de Musset, fut un grand enfant capricieux, souvent à la dérive, en désarroi, sans cesse décontenancé par la brutalité des événements.

L'acuité de ses détresses, de ses désespérances, de ses frénésies intérieures, cruellement senties et voluptueusement caressées ou amplifiées en des sanglots inoubliables, est l'indice du dérèglement de sa sensibilité, de l'impossibilité pour lui de commander à ses énergies, dont il fit surtout vers la fin un si mauvais usage, la muse verte ayant coupé les ailes à son génie.

Les lettres de Baudelaire, le grand taciturne des *Fleurs du mal*, qui viennent d'être publiées, nous font connaître en leur minutie quotidienne les petites manies, les petites misères, les petits désastres d'un poète d'élite. Mieux aurait valu pour sa renommée respecter les secrets et les intimités de sa vie et ne pas livrer à la malignité publique les faiblesses ou les fautes, qu'il n'avait confessées à personne.

Dans des conférences récentes, Jules Lemaître a insisté sur l'état de démence où la monomanie de la persécution avait fini par faire tomber Rousseau.

Schopenhauer semble tenir de l'hérédité son humeur violente, ses terreurs sans cause, ses manies sans nombre, ses défiances et ses ombrages. On en retrouve la trace chez ses ascendants paternels et maternels (J. Bourdeau).

C'est en 1889 que l'esprit de son disciple Nietzsche s'est voilé de ténèbres, et, depuis, à Weimar, des mains pieuses se sont appliquées à mettre quelques douceurs sur son front malade. *Nullum magnum ingenium sine mixtura dementiœ*, a dit Sénèque.

Sans souscrire complètement à l'opinion de Moreau (de Tours), qui fait du génie une névrose, on doit reconnaître que bien des personnages éminents ne jouissaient pas pleinement de leur libre arbitre et réclament l'indulgence. Une thèse récente du Dr Courbon ne vient-elle pas d'établir que Benvenuto Cellini fut un déséquilibré, avec idées de persécution, hallucinations, crises de mysticité, obsessions impulsives et délire des grandeurs.

Ah! cette folie des grandeurs, elle est terriblement répandue, du moins dans ses formes les plus atténuées, orgueil puéril, amour-propre disproportionné, même chez les plus humbles, chez le moins expert des barbouilleurs de papier, comme chez la cuisinière qui croit avoir produit un chef-d'œuvre culinaire à chaque repas et tient à être payée en éloges.

Chacun veut se faire mousser, s'enfler, *paraître*, comme les personnages de la comédie de Maurice Donnay. Jusqu'à la dernière heure, on joue son petit rôle, selon la réflexion de l'avocat Patru, qui, sollicité, à son lit de mort, d'exprimer ses pensées suprêmes, répondit à Bossuet : Il est plus à propos que je me taise. On ne parle à ses ultimes moments que par faiblesse ou par vanité.

Notre démocratie niveleuse, qui a toujours le mot d'égalité à la bouche, n'aspire qu'à l'inégalité. On convoite ardemment un ruban, un titre, un panache ; on veut être président, secrétaire de quelque association, figurer tout au moins dans un cortège avec insignes à la boutonnière ; on souhaite d'être fonctionnaire, de détenir une parcelle du pouvoir, si minime soit-elle, afin de se montrer insolent avec le contribuable, de l'écraser de son dédain ou de l'accueillir en ronchonnant, du haut de son rond de cuir de salarié.

Paul Masson n'a-t-il pas écrit avec une ironie mélancolique : « Les fonctionnaires sont comme les livres d'une bibliothèques ; les plus hauts placés sont ceux qui servent le moins ».

Bureaucratie et ploutocratie sont les deux grandes plaies de notre époque.

. . . .
. . . .

En dépit du proverbe persan, qui recommande de ne point frapper une femme, même avec une fleur, le penseur attristé est bien obligé de se montrer sévère envers la plupart des ambitieuses, qui aspirent à des titres universitaires, à des fonctions publiques et même à des mandats électifs. Dès qu'elles ont conquis un grade, un panache, elles ne savent plus rester simples et bonnes et nous devons nous attendre à voir les *cochères*, qui veulent nous rouler en fiacre, aspirer par surcroît à conduire le char de l'État.

Elles sont parfois d'une prétention insupportable ces femmes *modernes*, ibséniennes ou botticellesques, écrivassières en prose ou en vers, dont le corsage comme les doigts, qui devraient rester roses, sont tachés d'encre, ce qui ne donne guère envie d'y porter les lèvres.

On ne saurait prendre au sérieux ces cabotines féministes, qui voudraient corriger la nature, se placer au-dessus, qui se révoltent avec si peu de réserve contre les différences essentielles des sexes et leurs aptitudes spéciales.

C'est avec juste raison que, dans son livre *La femme de demain*, Etienne Lamy s'est fait le porte-paroles de ceux qui craignent que la science n'exaspère encore leur fatuité maladive : « Chez les unes, dit-il, la vanité ne s'amusera-t-elle pas de l'étude comme d'une mode, n'acquerra-t-elle pas des connaissances graves avec légèreté, moins pour les avoir que pour s'en parer, pour emprunter à ces bijoux sérieux un éclat imprévu, et ne fera-t-elle pas une nouvelle espèce de coquettes, des coquettes en us et en es ?

Chez les autres, avec un savoir plus vrai, n'est-ce pas l'orgueil qui s'élèvera, et, de ces hauteurs, ne descendra-t-il pas avec trop de regrets aux occupations modestes, ne se sentira-t-il pas comme déchu dans ces vulgarités qui sont le devoir ?

....Trop souvent, la femme a pour principal soin la contemplation d'elle-même et pour inévitable faiblesse la complaisance envers elle-même. Elle prend des attitudes, lisse ses plumes et prépare ses effets, se méprend sur le peu de place occupé dans le monde par chaque être et sur l'insignifiance infinitésimale des succès mondains ».

C'est la condamnation des poupées parisiennes ou provinciales, dupes de la fausse distinction, qui ne sauraient comprendre la vie en dehors de la parade et de l'exhibition. Rien ne vaut pour elles cette griserie spéciale, qui consiste à éclipser des rivales pleines de dépit, à exhiber des dessous qui leur donnent le dessus sur leur entourage, à recevoir avec faste et charitablement décolletées, sous les regards sensuels de la galerie masculine.

Que de sottises l'orgueil fait commettre, non seulement à notre compagne, qu'agace la logique et la mesure, dont la petite âme puérile trouve qu'on a toujours tort d'avoir raison contre elle, mais encore à son chef de file, qui a pourtant la prétention de lui être fort supérieur.

Il faut être un philosophe optimiste comme Renan pour pouvoir contempler sans défiance le cours des choses humaines, pour se consoler et être vraiment rassuré « sur le but divin que le monde poursuit à travers d'innombrables défaillances et nonobstant l'universelle vanité ».

Même dans nos rangs, même parmi les médecins, on peut en rencontrer dont la jugeotte et l'esprit de suite laissent fort à désirer. Les prétentions incroyables de quelques-uns de ceux qui ont passé par l'internat, concouru pour n'importe quoi, l'outrecuidance de certains officiels, donnent une idée des éléments de zyzanie qui existent entre nous.

Du reste, gradés ou non, pas mal des nôtres, débordant de superbe et de confiance en eux-mêmes, ne négligent rien pour se hausser sur des échasses, pour en imposer à la galerie : que de débutants, qui ont laissé derrière eux une réputation un peu trouble et des dettes criardes, complètent ces prémices en s'installant au-dessus de leurs moyens, en faisant de suite de grosses dépenses à crédit, en recherchant les postes brillants ou agréables où il faut pouvoir attendre, où les élus sont bien rares. — Pleins de

gl<oriole et sans vouloir écouter les conseils de prudence,
ils accumulent meubles rares, tentures et bibelots de choix,
sans même savoir comment et quand ils pourront s'acquitter,
faire face à leurs engagements. Ils ne veulent pas s'en
rapporter à leurs aînés, qui les ont prévenus que la clientèle
n'arrivait pas du jour au lendemain, qu'il est bien difficile
de se faire une place au soleil.

Mal préparés à une tâche austère, à un rôle de dévoue-
ment, sans enthousiasme pour les devoirs silencieux et le
sacrifice quotidien, ils ne tardent pas à se décourager. Pro-
fondément déçus, atteints dans leur impuissance domina-
trice, ne voyant partout que concurrence déloyale, ils
s'empressent de renoncer aux relations cordiales qui font
l'agrément de la vie professionnelle, abandonnent la
besogne saine, quoique peu rémunératrice, pour se lancer
avec rancœur, avec une infinie lassitude, dans les aven-
tures, pour faire appel à tous les dérivatifs qui sont à leur
portée, au jeu, aux entreprises, aux intrigues et même à
l'alcoolisme. Heureux encore lorsqu'ils ne font pas un
mariage d'argent, lorsqu'ils n'épousent pas un magot à
cause de son magot.

C'est le prélude de bien des vilenies, d'une existence
abominable, empoisonnée de querelles, dans un cercle d'an-
tipathie, où le coupable finit toujours par regretter d'avoir
vendu sa jeunesse à une femme sensuelle, plus âgée que lui,
ou à quelque fille acariâtre de la famille des girafes, dont
l'esprit est aussi étriqué que le corps.

Mais c'est assez parler de nos misères. Je ne jetterai
pas plus longtemps des pierres dans le jardin d'Hippocrate,
qui peut d'ailleurs les supporter et finira bien par les faire
disparaître.

Je préfère revenir à l'instabilité mentale de mes détraqués, et, comme contre-poids à ce qui précède, faire le
procès de tous les œgrotants, qui, au lieu de s'en rapporter

à un médecin instruit, expérimenté, croient faire preuve de sagacité en allant consulter les somnambules, les rebouteurs, les charlatans de tout acabit, qu'ils exercent légalement ou non, qu'ils s'appellent Gruby, l'abbé Kneipp, Combes (de Lausanne), ou Tartenpion (de partout).

Pourvu que ce dernier ait quelque prétendu secret à exploiter, quelque onguent mystérieux capable de tout guérir, qu'il ait un peu de vogue à force de jeter de la poudre aux yeux, les gogos affluent et ils viennent en nombre également déposer devant les tribunaux en faveur du délinquant, lorsque dame Thémis s'est décidée à mettre fin à ce scandale.

. . . .

Dans son ouvrage sur la démence, le docteur Marie, médecin en chef de l'asile de Villejuif, établit un parallèle entre les altérations histologiques et les lacunes psychologiques ; il fait en outre une large place aux problèmes soulevés par l'étiologie des démences précoces et consacre tout un chapitre à la démence dans ses rapports avec la loi électorale. — Il y a là des considérations savoureuses sur les déments vésaniques qui se portent aux élections, sur ceux qui se surexcitent à l'occasion des luttes politiques et entrent dans l'arène, avec des placards et des affiches étranges, qui ne sauraient rester inaperçus. Du temps bien lointain où j'étais étudiant, nous nous amusions à collectionner ces professions de foi et à faire jaser leurs auteurs (M. Gagne et M. Bertron, les candidats humanitaires et autres), que l'on rencontrait de préférence dans certains caboulots où l'absinthe se consommait à dose immodérée, comme les théories les plus subversives.

Il n'y a pas, hélas, que les individus qui vivent dans un perpétuel déséquilibre, dont les facultés et les aspirations se consument stérilement et représentent autant de forces perdues ; sous certaines influences, à la suite de guerres, de révolutions, de prédications malsaines, les peuples eux-mêmes sont ébranlés, piétinent sur place et finissent par s'enliser. Le corps social, dont le pouls est si agité, qui a si souvent la fièvre, est évidemment miné par les virus les plus délétères et le pronostic le plus grave s'impose, si un apport pressant d'énergies ne vient suppléer à tant de détresse, arrêter la poussée de corruption générale.

On ne sait plus penser et agir avec mesure, on ne rêve qu'arbitraire, violence et hécatombes ; les plus belles mani-festations de la pensée, les formes d'un idéal noble et élevé, sont devenues inintelligibles pour le plus grand nombre.

L'histoire nous apprend que bien des monarques, depuis Néron jusqu'au dernier prince d'Annam, en passant par les Borgia, Alexandre VI, les Valois et le roi de Bavière, ont dépassé les bornes permises en fait de barbarie et d'indé-pendance. Ces dilettantes sanguinaires ne sont pas arrivés du premier coup à commettre les excès, cause de leur triste célébrité. Ils ont dû commencer par manquer de pondéra-tion, s'entraîner dans le mal, avant d'étonner l'univers par la monstruosité de leurs crimes ou de leurs débauches.

Le souverain populaire, aux mille têtes, qui les a rem-placés, après les avoir maudits, a eu tort de marcher sur leurs traces. Nous l'avons vu à l'œuvre sous la Terreur et pendant la Commune, avec les massacres des carmes, les noyades de Nantes, les tricoteuses et les pétroleuses. — Puissons-nous ne jamais plus avoir à rougir de ses terribles et injustes colères, ne plus le voir déchaîné, justicier sans entrailles ou iconoclaste stupide, contre des innocents ou les monuments de l'art, dont une nation doit être juste-ment fière. — Sous l'influence de la tension fébrile, pro-voquée par les agitateurs et les fanatiques, il est trop prompt à s'exalter, à écouter le mot d'ordre des odieux commis voyageurs du sophisme et de l'anarchie, à s'en rapporter à une certaine presse faite à son image, résignée aux plus tyranniques, aux plus honteux asservissements du nombre, de la force et de l'argent.

Il est sans cesse au-dessus ou au-dessous de la raison, rarement dans la moyenne et il y a certainement quelque chose de pathologique, de disproportionné, dans ses instincts de destruction et de rage intermittente, qui nous reportent aux temps barbares, à l'époque brutale des cavernes, où la lutte pour la vie était si âpre et si sauvage.

Il a besoin d'être soigné ce pessimisme populaire, si facile à mettre en ébullition, à se poser en victime, à user de violence et à se porter aux extrêmes, dans un besoin toujours accru d'injures et de représailles, au risque de s'aliéner les sympathies les plus sincères.

L'ingratitude de Démos et les humiliations reçues ont eu une contre-partie non moins fâcheuse pour la marche en avant de notre espèce : Il y a aussi quelque chose d'anormal dans la lassitude découragée et la tendance au renoncement des classes supérieures, qui ne voient que désastres et ruines en perspective. L'élite croit avoir épuisé en pure perte les suprêmes réserves de la conciliation, cette dernière étant forcément gênée par les regrets ou même la dignité des souvenirs. Elle doit essayer encore de pacifier les volontés rivales, de dissiper les malentendus, de canaliser le torrent socialiste, lequel, bien endigué, au lieu d'aboutir à l'égalité dans la médiocrité, pourrait devenir fécondant, marquer une ère de prospérité, avec un peu plus de justice et de bonheur pour le plus grand nombre.

La pénible constatation de notre amoindrissement, de notre décadence, disons le mot, ne saurait être compensée par ce qui se passe autour de nous, chez nos voisins, car on affirme que la Germanie victorieuse et si orgueilleuse de ses triomphes traverse elle-même une crise, conséquence des transformations de sa vie sociale : « La loi morale jusqu'alors acceptée disparaît, une nouvelle est en voie de formation. La gestation est accompagnée de phénomènes morbides et douloureux. Cette crise a affecté les cerveaux les plus solides, les cœurs les mieux trempés. » (E. Reybel, La corruption politique et administrative en Allemagne).

J'ajouterai que les nations sont guérissables comme les individus, surtout lorsqu'elles ne se résignent pas à leur amoindrissement et veulent conserver leur prestige ; mais pour les pousser dans la voie de la régénération et prévenir de nouvelles défaillances, les médications les plus énergiques sont nécessaires. Il n'y a pas de temps à perdre pour panser nos plaies, purifier l'atmosphère, pour annihiler les éléments de désagrégation qui nous rongent et nous paralysent !...

Suivant un excellent conseil, il est urgent de prêcher la paix, puisqu'il n'y a que batailles ; la justice puisque l'iniquité nous enveloppe ; la bonté puisque la haine revit.

L'étude des questions sociales, comme l'affirme Émile Faguet, est la plus importante qui puisse être à l'heure actuelle, dût-on, à les étudier, ne trouver au lieu de solutions que des expédients, et au lieu de remède que des palliatifs : « La noblesse de l'effort et du but sauve toutes les conséquences ; l'essentiel est de penser loyalement et consciencieusement ; il en reste toujours quelque chose ».

Le même auteur a dit aussi : « aimer l'humanité, c'est la désirer heureuse, non foulée, non meurtrie, non opprimée, non violentée par les ambitions des chefs d'état et des chefs de partis ; c'est désirer pour elle plus de justice et plus de pitié ; c'est surtout la vouloir moins bête, moins prompte à la servitude par stupidité naturelle, prenant la forme de passions violentes et de rages incurables. »

. . . .

C'est en s'inspirant d'une pensée de préservation générale que le professeur Grasset a conclu qu'il fallait à la fois traiter et punir les demi-fous et les demi-responsables.

La société doit apprécier le péril et se défendre, jusqu'au jour où les asiles et les prisons se ressembleront de plus en plus : « Le tout, a dit Pierre Baudin, est de bien se rendre compte du caractère de la peine, même à l'égard des demi-fous. Elle maintient dans la demi-conscience la certitude d'un châtiment et la crainte du châtiment vient fortifier la volonté. Elle lui sert toujours de tuteur. C'est une conscience de deuxième ligne, mais c'est une conscience. Et la preuve que cette force de la crainte pénale est grande, c'est qu'elle faiblit quand la répression des crimes faiblit en général. Plus il y a de criminels qui échappent, plus il y a de tentations au crime. Plus la répression est certaine, moins il y a de crimes.

Peu nous importe donc de savoir si le crime est une demi-folie par définition, il doit être puni quand même ».

Le désordre de l'esprit et les troubles vésaniques sont d'ailleurs souvent le produit de mauvaises habitudes de vie, d'excès de toute nature, d'exercices périlleux de surmenage, en somme de tout ce qui surexcite l'action du cerveau, l'affole et le désagrège. On peut donc les éviter, dans une certaine mesure, même avec des dispositions héréditaires.

La folie est plus particulièrement le mal des villes, la plaie de Paris : Si vous voulez y échapper, conseille le Dr Toulouse, ne vous surmenez pas, ne buvez pas et évitez l'avarie.

Dans *Le roman de la Riviera*, Charles Géniaux s'est attaché à peindre l'état de névrose violente et sensuelle, que crée chez des faibles l'atmosphère troublante de la côte d'azur. Avis aux intéressés qui ne savent pas résister aux tentations de la dame de cœur et de la dame de pique : que de ruines et de suicides auraient été évités par une prudente abstention !

Comme on vient de le voir, le déficit intellectuel est chose trop fréquente et tout n'est pas pour le mieux sur notre planète.

Ce sera l'excuse de ceux de nos contemporains qui ne professent pas une admiration profonde pour l'époque où nous avons le bonheur de vivre.

Pour assainir nos âmes, dans une atmosphère purifiante, il est urgent d'aborder sans retard des régions plus sereines. Cet aperçu trop long déjà, quoique fort incomplet, a touché à bien des misères qui sollicitent surtout des remèdes prophylactiques. Il s'agit de ne pas alarmer encore les consciences que bouleverse l'amère réalité, ou les hommes de cœur que pareille tâche pourrait épouvanter.

On pourrait me dire : puisqu'il y a tant d'aberrations dans les cerveaux, tant de lézardes dans nos institutions, tant de bassesse générale, tant d'alternative de chute encore plus que de relèvement, quels sont ceux qui pourront se considérer comme des privilégiés, des élus, comme assez bien cuirassés, assez armés, pour lutter contre de telles infirmités, pour consolider les refuges en ruine, les dernières forteresses du bon sens et de l'ordre, enfin mettre un terme à la déperdition de nos forces, par le sacrifice volontaire des égoïsmes ?

Où sont les bons bergers, les meneurs de foules en délire ? Où est le guide, le messie, le sauveur, dernier espoir et suprême pensée ?

Vous n'avez qu'à vous tourner du côté des laboratoires et des ateliers en gestation, là où les véritables ouvriers de la pensée, de la science, aiment leur tâche avec un enthousiasme désintéressé et ne demandent qu'à la faire aboutir. Secondés par d'humbles collaborateurs, qui partagent leur foi, ils luttent avec peine sans doute, mais aussi avec des consolations et de l'espoir, en dehors de l'étroitesse des coteries et des partis, pour nous apporter plus de bien-être, pour améliorer le sort commun et renouveler le monde.

Ils ne se payent pas d'utopies et ne cherchent pas à griser les foules avec des phrases creuses et des mots sonores, l'expérience leur ayant appris que le progrès marche à pas lents, que les révolutions sanglantes ne laissent que ruines derrière elles.

Ils savent se contenter de peu, à condition de progresser sans cesse, et ne croiront pas, au soir d'une vie bien remplie, avoir manqué au devoir ou s'être usés inutilement, s'ils ont contribué même pour une part modeste à rendre leurs compatriotes moins malheureux et meilleurs !

PRINCIPALES PUBLICATIONS DU MÊME AUTEUR

1873. De l'hématurie dite essentielle. In-8 de 40 pages.

1874. Vichy médical. Guide des malades à Vichy. In-12 de 360 pages.

1876. De l'hygiène et du régime des malades. In-18 de 80 pages. — 2ᵉ édit. en 1884. — 3ᵉ édit., in-12 de 134 pages en 1888.

1877. Influence de l'abus du tabac sur le tube digestif (*Médaille*).

1878. Contribution à la thérapeutique de quelques dermatoses de nature arthritiques. In-8 de 48 pages. G. Baillière.
Bibliographie de Vichy, suivie d'une notice sur les eaux et le traitement du diabète. In-8 de 70 pages. *Couronné par l'Académie*.

1879. Du climat de Nice et des maladies traitées dans cette ville, particulièrement de la phtisie. In-8 de 20 pages.
Des divers traitement de la fièvre typhoïde. *Couronné au Concours par la Société médicale de Tours*.

1880. Une cure thermale aux eaux de Vichy pendant le xviiᵉ siècle. *Revue scientifique*, nᵒ du 27 mars.
Le mariage, ses charmes et ses devoirs. Ed. elzévir sur papier de Hollande, in-12 de 150 pages. Imp. Protat. *Médaille d'honneur de la Société d'encouragement au bien*. — 2ᵉ édit., en 1891. In-12 de 245 pages.
Des principales complications du diabète. In-8. Lyon.
Analyse et compte rendu des 17 thèses d'agrégation en médecine soutenues en mars 1880. G. Masson, in-8 de 130 pages.

1881. Notice sur les eaux de Vichy et réfutation de la prétendue cachexie alcaline. In-8 de 74 pages, traduit en plusieurs langues.
Des précautions hygiéniques à prendre contre la fièvre typhoïde. In-8 de 24 pages, publié par la *Société française d'hygiène*.
Traité élémentaire de la fièvre typhoïde. 1 vol. de 420 pages.

1884. Traitement du psoriasis par la traumaticine chrysophanitique.
Pour tuer le temps. Livre d'heures... perdues. In-8 de 300 pages.

1885. De la lithiase biliaire et de la pseudo-gravelle hépatique (J. de méd. de Bordeaux, 27 septembre).

1886. Vichy et ses eaux minérales, 4ᵉ éd., in-12 de 530 pages. A. Delahaye et Lecrosnier.

1887. Des accidents cutanés produits par le bromure de potassium. De la syphilis conceptionnelle (2 brochures de 20 pages chacune).

1888. Inconvénients du silence imposé dans les pensions pendant les repas. In-8 de 15 pages.
De l'influence de la menstruation et des états pathologiques de l'utérus sur les maladies cutanées. In-12 de 35 pages.

1889. Indications de la cure de Vichy. In-18 de 46 pages.

1890. Contribution à l'étude des gros calculs biliaires.

1891. Pour les médecins. — Causeries, in-12 de 300 pages.
Guide dans les maladies du foie. In-18 de 120 pages.

1892. Direction de la *Revue thermale et balnéaire*, nombreux articles dans le *Concours médical*, le *Journal de Paris*, la *Gazette de gynécologie*, etc.

1893. Hygiène et régime des malades à Vichy, 4ᵉ édit., in-18 de 200 pages.
La cure de Vichy. Du moment le plus propice pour y suivre un traitement. In-12 de 20 pages.

1894. Questions professionnelles (in-12 de 300 p. *Société d'éditions scientifiques*).

1895. Trois brochures : Aimons-nous, Aidons-nous. — L'heure du lever dans les pensionnats. — De l'importance sociale des villes d'eaux.
Feuilletons du *Concours médical*.

1896. De l'abus de l'alcool dans le diabète.

1897. Encombrement et dépréciation de la profession médicale. In-12 de 42 p.
De quelques progrès à réaliser dans l'hygiène des pensionnats. In-18 de 95 pages.

1898. Boutades et revendications. Troisième série de causeries pour les médecins. In-12 de 320 pages.

1900. Guerre aux microbes. In-12 de 30 pages.
L'héroïsme médical. In-12 de 22 pages.

1901. Impressions médicales. In-12 de 280 pages.

1902. Pour bien se porter et vivre longtemps. In-8 de 40 pages.

1903. Pour les vieux médecins. In-12 de 20 pages.

1904. Pensées réconfortantes. In-12, 24 pages.
Commentaires professionnels sur quelques locutions latines. In-12, 24 p.

1905. Guerre à la guerre.
La cure de Madame de Sévigné à Vichy.

1906. De l'influence médicale.
Auscultation psychique.

MACON, PROTAT FRÈRES, IMPRIMEURS.

www.ingramcontent.com/pod-product-compliance
Ingram Content Group UK Ltd.
Pitfield, Milton Keynes, MK11 3LW, UK
UKHW021353100726
13657UKWH00006B/2069